AF459348

PRÉCIS
THÉORIQUE ET PRATIQUE
SUR
LE PIAN,
LA MALADIE D'AMBOINE ET LE TERMINTHE;

Considérablement augmenté, revu & publié par BERNARD PEYRILHE, Professeur & Démonstrateur Royal de Chymie & de Botanique, Commissaire pour les Extraits de l'Académie Royale de Chirurgie, des Académies des Sciences, Inscriptions & Belles-Lettres de Toulouse & de Montpellier, Docteur en Médecine, Censeur Royal.

Prix, 18 sols broché.

A PARIS,
Chez P. F. DIDOT le jeune, Libraire de la Faculté de Médecine, quai des Augustins.

M. DCC. LXXXIII.

AVERTISSEMENT.

QUOIQUE je ne prenne à la tête de ce *Précis* que la qualité d'Editeur, il ne m'eſt pas tout-à-fait étranger. Entrepris à mon invitation, il fut exécuté d'après mes renſeignemens, & ſur le plan que j'en avois donné. Des vues particulières me rendoient alors ce travail néceſſaire, & des occupations multipliées m'empêchoient de m'y livrer moi-même. Toutes ces occupations durent encore ; & l'*Hiſtoire de la Chirurgie, depuis ſon origine juſqu'à nos jours*, ſuffiroit ſeule pour remplir tous les momens de la vie la plus longue & la plus appliquée. J'ai conduit ce dernier Ouvrage juſqu'au ſeptième ſiècle, dans le ſecond volume. J'eſpère être bientôt en état de livrer le troiſième à l'impreſſion. Celui-ci doit s'étendre juſqu'au ſeizième ſiècle, & le manuſcrit touche au quinzième. Si la Providence me laiſſe aſſez de jours & aſſez de vigueur de tête pour terminer cette importante & pénible Hiſtoire, le quatrième volume la conduira juſqu'à nos jours.

Les vues qui firent entreprendre ce *Précis hiſtorique & pratique ſur le Pian* ne ſubſiſtent plus, & l'ouvrage eſt fait. Perſuadé qu'il peut être utile aux Chirurgiens de nos Colonies, je me détermine à le publier. On y verra traitée avec méthode une maladie preſque univerſellement livrée au plus funeſte empiriſme. Son auteur a tâché de ramener ici le Pian aux règles générales de la Pathologie & de la Thérapeutique, comme autrefois j'eſſayai moi-même, le premier peut-être, de ramener les maladies vénériennes à ces mêmes règles, dans mon *Essai sur la vertu anti-vénérienne des alkalis volatils.*

En revoyant cette petite Dissertation, je l'ai augmentée de quelques recherches sur l'origine, l'ancienneté & la propagation du Pian. J'y ai joint l'esquisse de deux maladies peu connues en Europe & fort analogues au Pian, le *Terminthe* & la *maladie d'Amboine.* J'ai aussi répandu quelques notes sur les endroits que j'ai cru devoir développer & éclaircir. Enfin ma qualité d'éditeur d'un ouvrage anonyme, m'établissant en quelque sorte son garant, je me suis cru autorisé à mettre le texte dans un état tel que je pusse au besoin l'adopter & le défendre.

S'il se présente quelque lacune dans mon travail d'*Histoire*, j'en profiterai pour revoir & mettre au jour deux Dissertations lues depuis long-temps aux rentrées publiques de l'Académie Royale de Chirurgie: l'une sur une *nouvelle Méthode de traiter les Hydropisies enkistées;* l'autre sur une *nouvelle Théorie de l'amollissement des os, de leur fragilité, des exostoses, des caries,* &c. dans laquelle, après avoir démontré que les acides mis en jeu jusqu'ici pour expliquer ce phénomène sont des êtres imaginaires; je le déduis, de la manière la plus simple & la plus satisfaisante, d'une seule cause très-réelle, très-connue & très-puissante, la tendance de nos humeurs vers l'alkalescence & la putréfaction.

PRÉCIS

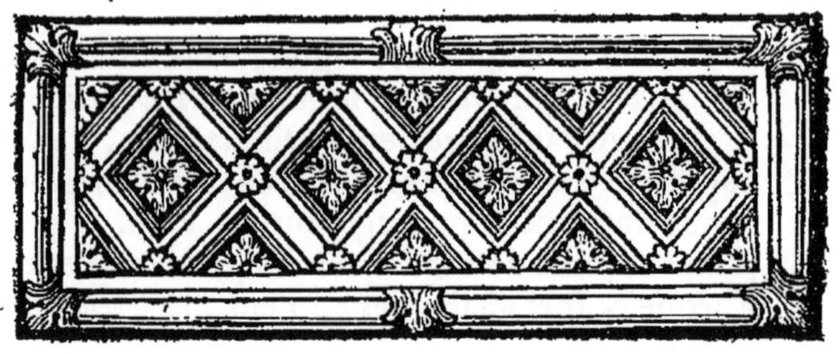

PRÉCIS THÉORIQUE ET PRATIQUE SUR LE PIAN, LA MALADIE D'AMBOINE ET LE TERMINTHE.

LE Yaw, Yaws, Epian, ou plus communément Pian, eſt une maladie endémique & contagieuſe en Guinée & dans les autres régions brûlantes de l'Afrique. Les noms africains qu'elle porte ne ſont pas dus au haſard; ce ſont ceux de la fraiſe & de la framboiſe, tranſportés aux pustules ou excroissances fongueuses qui caractérisent cette maladie, & qui n'imitent pas mal ces fruits, tant par la couleur que par la forme, & souvent même par la grosseur (1).

Cette maladie, dont les Nègres apportent au moins le germe en Amérique, les attaque tous, sans distinction d'âge,

(1) Il semble, d'après l'analogie qui se trouve entre les noms *Jaw* & *Pian*, que M. de Sauvages (dans sa Nosologie) n'auroit pas dû les regarder comme désignant deux maladies diverses. Cette distinction est d'autant moins fondée, que si les symptômes du pian présentent quelques différences, elles ne sont qu'accidentelles, & semblent dépendre du degré d'acrimonie de l'humeur qui produit le pian, comme on le verra dans la suite. Quand ce savant homme n'auroit pas eu le penchant le plus irrésistible à diviser & subdiviser à l'infini les matières qu'il traitoit, il auroit pu être induit en erreur par les descriptions insuffisantes, inexactes & vagues qu'il avoit sous les yeux, & par les diverses applications faites avant lui des noms *mama-pian maître-jaw*, *mère-pian*, &c.

de ſexe ou de tempérament, mais ſurtout les enfans. Si le pian s'empare plus rarement des vieillards, il eſt pour eux d'autant plus redoutable, que ſes accidens ſont plus graves & plus rebelles aux ſecours de l'art.

Les premiers ſignes qui annoncent le pian ſont des friſſons & une fièvre lente, ſymptômes légers, qui fixent rarement l'attention des praticiens ; mais ce qui fortifie le ſoupçon de ſon invaſion, c'eſt la laſſitude, qui ne tarde pas à s'emparer du malade, la perte de l'appétit, des douleurs à la tête & aux lombes, douleurs qui augmentent dans la nuit & banniſſent le ſommeil. Bientôt la tête s'enfle un peu, & ce nouveau ſymptôme eſt le ſigne avant-coureur de l'éruption des puſtules.

Ainſi s'annonce & ſe développe le pian lorſque ſa marche doit être régulière : dans le cas contraire, ceux qui couvent le germe de cette maladie, ſont attaqués d'ulcères opiniâtres, que l'art devroit reſpecter ; car à peine eſt-il venu à bout de les fermer, que les puſtules paroiſſent (1).

L'éruption commence par de petites taches, qui d'abord ne ſont pas plus grandes que des piquures d'épingle ; mais qui s'étendent de jour en jour & s'élèvent en bouton. Peu de temps après l'épiderme s'en détache, & met à découvert une eſcarre blanche, ſous laquelle eſt cachée une excroiſſance fongueuſe, formée par la peau, excroiſſance que le tems amène inſenſiblement à différentes groſſeurs. Pendant le développement des puſtules, les poils implantés dans les parties qu'elles occupent, perdent leur couleur : de noirs qu'ils étoient, ils deviennent blancs & tranſparens ; phénomène

(1) L'analogie porte à croire que la dépuration des humeurs s'opéreroit auſſi parfaitement par ces ulcères, que par ceux qui ſuccéderont aux puſtules ; par conſéquent, loin de chercher à les cicatriſer, ne devroit-on pas s'occuper à prolonger leur durée ?

que la vieilleſſe opère chez l'homme, & les longues ſuppurations chez les animaux.

Après avoir tracé les caractères généraux du pian, qu'il nous ſoit permis de nous arrêter un moment à rechercher l'époque connue de ſon origine. Si l'on en croit le petit nombre d'écrivains qui ont parlé de ce vice de la peau, il n'eſt connu des Européens que depuis la découverte de l'Amérique, environ l'an 1500 de l'ère chrétienne. Il paroît que cette maladie n'exiſtoit pas chez les peuples infortunés de cette partie du monde, & qu'elle leur fut apportée par les eſclaves nègres, qu'on alla chercher en Afrique, pour cultiver les vaſtes déſerts conquis par les Eſpagnols. Etoit-elle ancienne ou nouvelle parmi le peuple qui la tranſmit à nos colonies ? Nous n'entreprendrons pas de réſoudre cette queſtion, peut-être inſoluble ; mais nous offrirons à la curioſité du lecteur les obſervations ſuivantes.

Les Grecs, & après eux les Romains, avoient des esclaves noirs, de véritables nègres, appelés par Pline & par Ptolomée *Nigritæ*. On ne connoît aujourd'hui aucune nation nègre chez qui le pian ne soit endémique. Ou cette maladie est un nouveau fléau tombé sur ces nations nombreuses ; & alors on pourroit demander, pourquoi les causes nécessairement inhérentes au climat, qui ont produit le pian après une longue suite de siècles, n'avoient pas développé leur énergie dès le temps de ces Historiens : ou le piane st une maladie ancienne, née avec les peuples qu'elle ravage ; & dans ce cas peut-on ne pas s'étonner que de tant d'esclaves noirs qui firent partie du luxe des Egyptiens, des Grecs & des Romains, aucun n'ait apporté cette maladie à ses maîtres, & propagé la contagion ? Si cette maladie pénétra quelquequefois chez ces peuples, pourquoi leurs médecins ne l'ont-ils pas décrite ? & s'ils l'ont fait, pourquoi ne reconnoissonsnous pas le pian dans ceux de leurs écrits qui nous ſont reſtés ?

On peut d'abord répondre à ces diverſes queſtions, que de toutes les maladies décrites par les anciens médecins, celles que nous avons le plus de peine à reconnoître, celles dont les meilleurs eſprits n'ont pu venir à bout de bannir entièrement la confuſion, ſont les vices de la peau (1). Rien n'empêche enſuite de ſuppoſer, que le pian des nègres exportés il y a deux mille ans, n'étoit pas préciſément le même qui déſole les nègres de l'Amérique. Ce qui ſemble fortifier cette dernière conjecture, c'eſt que le pian paroît beaucoup différent de lui-même à raiſon des climats & des autres cauſes propres aux pays qu'il ravage. Nous ignorons s'il eſt le même dans l'intérieur de l'Afrique que ſur ſes côtes, dans le continent de l'Aſie, que dans les îles qui

(1) Vide Gruner, *Morborum Antiquitates*, pag. 146, *Uratiſlaviæ*, 1774; & Schilling, *De Lepra Commentationes*, *Lugdun. Batavor.* 1778.

en dépendent. Pour établir au moins de très-grandes différences entre le pian d'Asie & celui d'Amérique, il suffit de retracer en peu de mots la foible esquisse que Bontius a crayonnée du *pian des Moluques* (1), plus communément appelé *maladie* ou *vérole d'Amboine* (2).

Le pian, tel qu'il se montre aux îles Moluques, est une maladie endémique fort répandue. Il ressemble à la vérole par quelques-uns de ses symptômes; mais il en diffère en ce qu'il se manifeste sans coït, quoique ce rapprochement des deux sexes soit une de ses sources les plus ordinaires & les plus abondantes (3). Il se déclare par l'éruption d'une multitude de tumeurs d'une dureté

---

(1) *Methodus Medendi in Indiis*, &c.

(2) Ile de l'Océan oriental, au 4e degré de latitude méridionale, & au 146e degré de longitude. Quelques Géographes mettent Amboine au nombre des îles Moluques.

(3) La ressemblance de ces deux maladies sera discutée dans la suite.

presque squirrheuse, répandues sur la face, les bras, les cuisses. Bientôt ces tubercules s'ouvrent, & laissent échapper une matière grossière, visqueuse, & néanmoins si âcre, qu'en peu de temps elle creuse des ulcères profonds, dont les bords renversés, durs & calleux caractérisent assez la malignité. On remarque qu'ils sont moins douloureux que les ulcères vénériens, & qu'ils carient plus rarement les os, à moins que le mauvais traitement n'augmente leur tendance à la corrosion.

Nous ne dirons rien de ses causes, les mêmes en général que celles du pian de Guinée & d'Amérique. Quant à sa curation, aisée dans le commencement, elle devient de plus en plus difficile à mesure que la maladie vieillit. Quand le mal est invétéré, les remèdes qu'on lui oppose sont à-peu-près les mêmes que ceux de la vérole en Europe & du pian en Amérique, lorsque ce dernier est traité par des praticiens qui se laissent guider par l'empirisme, & entraîner par l'exemple. Alors les tisanes des bois, les anti-scorbutiques, le mercure de vie, le turbith minéral, le précipité blanc, la pommade mercurielle deviennent presque indispensables pour guérir la maladie d'Amboine. La nécessité d'évacuer de temps en temps pendant l'usage des fondans étant une de ces grandes règles de pratique auxquelles il n'est jamais permis de déroger, on purge le pianiste asiatique; & comme la chaleur de la zône torride relâche la fibre au point de la rendre presque insensible à l'impression des purgatifs doux, on a recours aux purgatifs drastiques.

Après avoir montré que le pian est différent de lui-même à raison des climats, il convient, pour répandre un peu de jour sur quelques-unes des questions que nous nous sommes faites à nous-même en commençant cet ouvrage, de parler du *Térébinthe*, appellé aussi *Terminthe* & *Téréminthe*. La discussion dans laquelle nous allons entrer sera d'autant mieux placée ici, que cette maladie, très-rare chez les anciens, ne manque pas d'une certaine ressemblance avec celle qui fait le sujet principal de ce précis.

Quoique pour l'ordinaire dans les recherches relatives au térébinthe, on ne remonte pas au-delà d'Oribase, il est néanmoins certain qu'Hippocrate l'a connu, & que Dioscoride l'a décrit, assez mal à la vérité, mais en lui conservant un caractère qui lui est propre. Selon le médecin de Cos, les marisques (hémorrhoïdes) garantissent de beaucoup de maladies, & notamment des terminthes. Galien, dans son Commentaire sur ce passage, définit les terminthes, certaines pustules noires qui attaquent principalement les jambes, ainsi nommées de ce qu'elles ressemblent par la couleur, la figure & la grosseur, aux fruits des terminthes ou pois-chiches (1).

---

(1) Mariscis laborantes, neque morbo laterali, neque pulmonario, neque phagedænâ,

Avant Galien, Dioscoride (1) en donnoit une autre idée : chez celui-ci, le terminthe n'étoit pas une pustule, mais une excroissance de la peau, ronde, verte, tirant sur le noir, semblable au fruit du térébinthe (2).

---

neque furunculis, neque *terminthis*, fortasse verò, neque lepris, fortasse neque aliis...... OCCUPANTUR. *Galen. in lib. VI. Hipp. de morb. vulg.* Comment. II.

(1) Ce Dioscoride, surnommé *Phacas* ou *Lentinus*, étoit d'Alexandrie. On croit qu'il vivoit à la cour de Cléopâtre, du temps de ses liaisons avec Antoine. Il ne nous reste de ses ouvrages qu'un petit nombre de fragmens, indiqués par les Bibliographes & conservés par Aëtius.

(2) Matthiole décrit ainsi les fruits du térébinthe : Fœminarum (terebinthi) alia fructum protinus rufum promit, magnitudine Lentis, qui concoqui nequit : alia viridem, editum, rufum postmodum tingit, & cum uvâ maturescentem, nigrum novissimè facit, magnitudine fabæ, resinosum, sulphurosum. *Comment. in lib. I. Dioscor.* pag. 108.

La singularité de cette maladie a fixé l'attention de Sévérini : ayons recours à ses recherches pour l'éclaircir.

D'abord ce Savant remarque qu'il n'est pas aisé de déterminer à quelle espèce de maladie, parmi celles que nous connoissons, peuvent se rapporter les terminthes, dont la connoissance & le nom même sont aussi peu connus que s'ils avoient disparu depuis long-temps de nos climats, comme l'a fait le Dragoneau, dont le souvenir même n'existe plus (1). Cependant, je puis assurer, continue-t-il, non-seulement que cette maladie existe, mais même qu'elle n'est

(1) Dracunculi, quorum penitùs interiit memoria...... Sever. *De reconditâ abscessuum naturâ*, pag. mihi 233.

Aujourd'hui nous connoissons le Dragoneau; mais le lecteur équitable voudra bien considérer que les maladies d'outre-mer étoient peu connues en Europe, sur-tout en Italie, lorsque notre Auteur écrivoit ceci, c'est-à-dire, dans les premières années du XVIIe siècle.

ni rare, ni différente aujourd'hui de ce qu'elle fut autrefois.

On peut y diſtinguer deux temps, celui de la *non-ulcération*, qui n'a ni nom propre, ni ſigne diſtinctif parmi les Modernes, parce que, loin d'être en état de reconnoître ce tubercule, ils en ignorent le caractère particulier; & le temps d'*ulcération*, dans lequel la peau ou l'écorce qui recouvroit le terminthe s'uſe, ſe détruit, dévoile la puſtule, & place le terminthe parmi les ulcères opiniâtres.

Il eſt étonnant que Fallopia, Vidus Vidius, Tagault, Fabricius, & nos autres Ecrivains célèbres, n'aient point fait mention du terminthe; mais il l'eſt davantage que Manard & Ingraſſias qui s'en ſont occupés, ne l'aient pas fait avec ſoin. Ce ſeroit perdre du temps que de conſulter ſur cette maladie les Arabes, les Arabiſtes & leurs ſectateurs: ils n'ont point ſaiſi dans les deſcriptions tracées par les Grecs, les traits fins & déliés qui en font le mérite. Nous recueillerons ce que les Anciens en ont dit, & nous prendrons ailleurs les connoiſſances que nous ne trouverons pas chez eux.

Notre première recherche, continue Sévérini, aura pour objet de fixer le genre incertain & douteux du terminthe. Oribaſe, Aëtius, Paul d'Egine l'ont enviſagé comme un tubercule, Galien, comme une puſtule; Dioſcoride d'Alexandrie l'appelle τὴν ὑπερχωρὰν, c'eſt-à-dire, excroiſſance, ſelon Roſario, Gunthier d'Andernach & Cornarius. Quoique le ſentiment des Auteurs Grecs paroiſſe différent, il ne l'eſt pas en effet; car on voit que cette maladie eſt compoſée d'un tubercule qui la forme en grande partie, & d'une puſtule qui ſurmonte le tubercule, formée par la ſuppuration, & miſe en évidence par l'éroſion & la rupture de la peau. Or, parmi ces Auteurs, les uns n'ont conſidéré que le tubercule, & les autres n'ont vu que la puſtule; d'où il eſt arrivé qu'ils ont comparé les terminthes aux fruits du térébinthe, tandis que nous les faisons plus grands, & avec d'autant plus de raison, que, selon Oribase, la pustule s'élève au dessus du tubercule & le grossit.

En omettant ici les conjectures de Sévérini sur le caractère de l'humeur qui forme le terminthe, nous croyons devoir observer avec Vallez (1), que c'est le propre de cette maladie d'attaquer les pauvres, ceux qui se nourrissent de mauvais alimens, ceux enfin qu'accablent la détresse & les travaux. Quant à son siège, la tendance qu'ont les humeurs à se porter vers les parties foibles, basses, exercées, fait qu'il oc-

(1) Lib. II, epidem. sect. 2, text. 6. Fallopia (de morb. Gallic. cap. V,) pense qu'Avicenne a parlé du terminthe sous le nom d'*Albotis* ou *Alboton*, (lib. IV, Fen. 7, tract. 3, cap. 1), genre de maladie qu'on a voulu confondre autrefois avec les pustules véroliques.

cupe ordinairement les extrémités inférieures, où ſe trouvent réunies la plupart de ces conditions, lorſqu'elles n'y ſont pas toutes.

Paſſons de l'examen du genre & du caractère de cet ulcère, à celui de ſa nature. Il a toujours quelque choſe de malin ; il s'étend inſenſiblement, & preſque ſans qu'on s'en doute ; il eſt rebelle aux remèdes & lent à guérir, ce qui l'a fait comparer à la dartre. En effet, ſans en avoir réellement la nature, il ne reſſemble pas mal à l'eſthiomène, la plus corroſive de toutes. Les terminthes ſont plutôt des tubercules ou des tumeurs que des ulcères, quoique, à l'exemple de la plupart des tumeurs, ils ſe convertiſſent en ces derniers. Au commencement, on les reconnoîtra par leur reſſemblance avec les baies de cèdre de Phénicie, dont la couleur tirant d'abord ſur le verd, paſſe, en avançant vers la maturité, au noir verdâtre, ou violet foncé des baies de genièvre (1). En examinant ainſi les térébinthes, dit Sévérini, vous leur trouverez la forme, la figure & la couleur que les Anciens leur attribuent. Pour ce qui concerne leur curation méthodique, ajoute-t-il, ordinairement je les extirpe avec l'inſtrument tranchant, afin de les empêcher de s'étendre. Il importe d'obſerver ici que plus on les exciſe profondément, plus on emporte dans leur circuit des parties ſaines, plus le ſuccès eſt certain. Après l'opération, il s'écoule un ſang brunâtre, ſemblable au ſuc de mûres noires, & quelquefois à la lie de vin. Lorſque le malade ne veut pas ſouffrir qu'on emporte beaucoup de chairs, & qu'on eſt contraint de laiſſer un peu de

(1) Si nous avons bien ſaiſi le ſens de ces derniers mots, Sévérini n'eſt pas d'accord avec Matthioli dans la Deſcription des fruits de l'Oxycèdre. Vide Matthiol. *in Dioſcorid.* pag. 121.

la caroncule, on a recours pour consommer la guérison aux plus forts *exsiccatifs* (1); mais alors on doit redoubler de soins dans la conduite de ces ulcères, opiniâtres par leur nature, & trompeurs par leur marche. Ils se jouent du Chirurgien confiant : au moment où de fausses consolidations semblent fonder l'espoir d'une guérison prochaine, ils se rouvrent, & déconcertent celui qu'ils ont abusé.

Il semble résulter de cette discussion, que le terminthe existoit en Europe au commencement du XVIIe siècle, & qu'il n'étoit pas rare en Italie. Il est cependant bien certain que son nom n'est plus d'usage parmi les Italiens. Sous quelle dénomination désignent-ils donc les tubercules que Sévérini prenoit pour des

(1) On peut voir dans *la Chirurgie à trois membres* de Sévérini (*Chir. trimembris*, pag. 273,) que ses exsiccatifs sont de vrais cathérétiques, susceptibles par leur dose de devenir caustiques.

terminthes, s'ils ſe montrent encore au-delà des Alpes ? Nous l'ignorons ; mais nous voyons que les Pathologiſtes modernes ne parlent plus de cette maladie que d'après les anciennes deſcriptions. Il eſt donc probable que ſi ces derniers n'ont point vu le terminthe (1), après avoir été prévenus de ſon exiſtence, le célèbre Profeſſeur de Naples n'avoit pas été plus heureux ; car ce qu'il a cru voir très-fréquemment, d'autres l'euſſent au moins rencontré quelquefois. Croirons-nous donc que Sévérini s'eſt mépris ? Tout ſemble le prouver. Il eſt vrai qu'on doit mettre beaucoup de réſerve dans les jugemens qu'on porte ſur les grands hommes ; mais oublierons-nous que ce n'eſt point parce qu'ils ne ſe ſont

(1) De termintho, quem non vidi, aut non cognovi, nihil habeo quod dicam ; ſuſpicor ejuſdem eſſe generis cum epinyctide, aut eſſe furunculum diffuſum. Sauvages, *Noſolog. meth.* tom. I, pag. 134, in-4°.

jamais trompés, qu'ils ſont grands, mais parce qu'ils ne ſe ſont trompés que rarement, &, ſi j'oſe le dire, d'une manière qui leur eſt propre, & qui fait preſque deſirer de ſe tromper comme eux?

Après l'eſpèce de certitude où nous ſommes que Sévérini s'eſt mépris, & l'aveu fait par Sauvages qu'il n'a point vu le terminthe, oſerons-nous hazarder nos propres conjectures, & mettre en queſtion ſi les terminthes ne ſeroient pas les *pians?* Un ſeul homme les a décrits d'après nature, & cet homme étoit d'Alexandrie. Le pian eſt endémique ſur les côtes d'Afrique, & l'on ignore à quelle profondeur il s'avance dans les terres. N'a-t-il pas pénétré quelquefois dans la Barbarie, où les Egyptiens ont ſouvent porté la guerre, fait des priſonniers, acheté des eſclaves? Le hazard n'auroit-il pas offert quelque Pianiſte à Dioſcoride, & refuſé cet avantage à ceux de ſes compatriotes dont les écrits nous ſont reſtés? Cette conjecture explique-

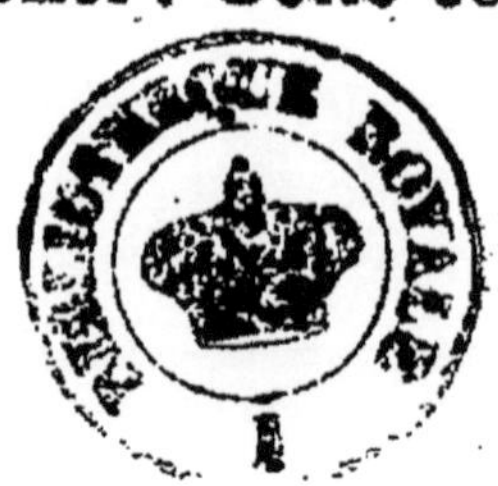

roit, pourquoi tous les Ecrivains qui parlent du terminthe ont copié Dioſcoride; pourquoi la plupart n'en diſent rien; pourquoi enfin ceux qui font du terminthe une maladie d'Europe, ont à peine donné quelque vraiſemblance à leur opinion? Si nous étions jaloux de procurer des partiſans à la nôtre, nous remarquerions, que ſi le terminthe eſt ainſi nommé du nom d'un fruit, d'abord rouge, & enſuite violet, ſelon Dioſcoride & Matthioli, le pian tire auſſi ſon nom d'un fruit qui paſſe de même du rouge au violet, je veux dire, de la framboiſe, appellée *yaw*, comme le pian, dans la Guinée, où ce mal eſt endémique; & nous ajouterions, que de même que certains écrivains regardent aujourd'hui le pian comme une eſpèce de vérole, de même, à la naiſſance de ce fléau, des Praticiens crurent reconnoître en lui les terminthes des Anciens. Nous dirons de plus, que cette dernière opinion, toute fauſſe qu'elle eſt, parut aſſez ſolide, ou pour le moins aſſez ſpécieuſe, au judicieux Fallopia, pour mériter une réfutation (1).

Revenons au pian. L'éruption des puſtules (pians, yaws) ſe fait avec tant de lenteur, qu'à peine s'en forme-t-il quelques-uns de remarquables dans l'eſpace de pluſieurs ſemaines. Lorſque la maladie ſuit ſa marche accoutumée, les puſtules paroiſſent d'abord aux aines, dans le voiſinage des parties de la génération, autour de l'anus, ſous les aiſſelles, & ſur-tout au viſage & au col, où elles prennent pour l'ordinaire plus de groſſeur que dans les autres régions du corps. Après l'éruption, la fièvre ſe calme, les accidens diminuent ou diſparoiſſent, l'appétit revient, la digeſtion ſe fait aiſément, les ſécrétions & les excrétions ſe rétabliſſent, & le malade paroît guéri, à quelques puſ-

(1) Voyez, *Hiſtoire de la Chirurgie, depuis ſon origine juſqu'à nos jours*, par Bernard Peyrilhe... tom. II, in-4°. pag. 748.

tules près, qui ſont même peu douloureuſes, lorſqu'elles n'éprouvent pas de violence extérieure. Durant ce calme trompeur, la maladie exerce intérieurement ſon énergie, & produit ſucceſſivement les ravages dont nous allons parler.

Les puſtules croiſſent, s'étendent & fourniſſent pour l'ordinaire une matière ſanieuſe, plus ou moins épaiſſe & plus ou moins corroſive. Aſſez communément l'une des puſtules les premières écloſes, devient un ulcère rongeant, qui détruit tout ce qui l'environne, ſans épargner les os : il dévore le nez, les oreilles, les lèvres, les yeux, les parties de la génération, &c. à moins que des remèdes efficaces n'en modèrent la fureur, ce qui n'arrive pas toujours ; car il eſt de ces ulcères dont les médicamens ſemblent augmenter la voracité.

En général, le nombre des puſtules eſt d'autant plus grand, qu'elles ſont plus petites, & d'autant plus petit, qu'elles

ſont

ſont plus groſſes. Quel que ſoit le ſiège de ces éruptions, elles ſont précédées d'une petite fièvre, qui paroît ordinairement le ſoir. C'eſt d'après les différens degrés d'intenſité de cette fièvre, qu'on eſtime d'avance la marche que la nature doit ſuivre dans le développement des puſtules : il ſera prompt, ſi la fièvre eſt forte, & lent, ſi elle eſt foible. Dans ce dernier cas, les malades ſont tourmentés d'inſomnie & de douleurs nocturnes dans les os, qui s'affoibliſſent pendant le jour. On remarque auſſi que la vigueur & la force du ſujet produiſent les mêmes bons effets que la fièvre violente : comme cette dernière, elles accélèrent l'éruption, tandis que la foibleſſe & la débilité la retardent.

Les malades qui ont les ſolides lâches & ſpongieux, ſont ſujets à tomber dans une cachexie déplorable, & delà dans la leucophlegmatie & l'aſcite ; les perſonnes ſéches paſſent au contraire plus communément au marasme. Quelle que soit la constitution des *pianistes*, ils ont cela de commun, qu'ils souffrent des douleurs capables d'émouvoir l'homme le moins sensible. Il survient quelquefois aux têtes des os des exostoses & des ulcères qui les rongent & les carient, accompagnés d'une insupportable fétidité. Quelquefois aussi, par une sorte de crise qui assure la vie & la guérison du malade, l'humeur viciée se jette sur une partie où elle produit une paralysie incurable (1).

Si l'on fait attention au cours de cette maladie, on s'appercevra sans peine

---

(1) Peut-être cet accident a-t-il quelque chose de commun avec le *Beriberi*, espèce de paralysie fort commune dans les îles Moluques, qui rend la démarche de ceux qui en sont atteints incertaine & comme cadencée, & qu'on dit par cette raison ressembler à celle de la brebis, appellée aux Mouluques *Beriberi*. Comparez avec cette maladie, ce que nous avons dit de la *Skélotyrbe*, dans le second volume de l'*Histoire de la Chirurgie*, p. 244.

qu'elle a des périodes marquées, & une marche régulière. On peut comparer l'ordre qu'elle ſuit dans l'apparition & le développement des ſymptômes, à celui qu'obſerve la petite vérole, avec cette ſeule différence, que la durée des périodes eſt plus longue dans le premier cas que dans le dernier. Le pian a encore cela de commun avec la petite vérole, que lorſque ſa marche a été régulière, & ſes périodes bien marquées, il n'eſt point ſujet à la récidive ; auſſi voit-on les négreſſes qui ont eu le pian, ſoigner impunément leurs enfans attaqués de cette maladie, tandis que ceux-ci la communiquent aux autres enfans qui ne l'ont point eue, même aux adultes les plus ſains. Enfin, comme la petite vérole, le pian cède parfaitement aux ſeules forces de la nature, quand on ſait reſpecter ſes utiles efforts.

Il n'eſt guère poſſible de déterminer d'avance avec une certaine préciſion le temps que le pian doit employer à parcourir ses différentes périodes : une infinité de circonstances, telles que la nature particulière de la maladie dans chaque individu, l'âge, le sexe, le tempérament &c, peuvent l'augmenter ou le diminuer. En général, l'éruption s'achève dans l'espace de trois mois. Les exercices du corps, le travail modéré &c. abrègent la durée de l'éruption des pustules, & diminuent la malignité de celles qui ont paru les premières. La façon de vivre influe aussi d'une manière très-marquée sur la guérison du pian, qu'on voit, pour ainsi dire, s'éteindre dans l'espace d'une année, lorsque la conduite du pianiste est sagement déduite des préceptes de l'art ; tandis que dans le cas contraire, après l'exsiccation des pustules, il en reste une, placée ordinairement vers les articulations, qui se soutient quelquefois pendant plusieurs années, sans beaucoup incommoder le malade : on appelle celle-ci *mama-pian*, ou la *mère des pians* (1).

Pour nous former des idées plus nettes & plus exactes de cette maladie, il convient de la diviser en trois espèces ; dont nous trouverons le caractère distinctif dans la grosseur, la forme & la couleur des pustules.

---

(1) On a donné aussi le nom de *mama-pian* à une des pustules sorties les premières, qui prenant plus d'étendue que les autres & ne disparoissant pour l'ordinaire qu'après elles, paroît être le principal siège de la maladie. Il arrive même assez souvent que cette pustule prend le caractère d'un ulcère rebelle. Voyez ci-devant pag. 2.

La différence de cet ulcère, qui pour l'ordinaire n'est point recouvert de chairs fongueuses, avec le *mama-pian*, décrit dans le texte, a servi de base à M. de Sauvages pour établir la distinction qu'il croit exister entre le *yaw* & le *pian*. Mais qui ne voit pas que cette différence n'est qu'accidentelle ? L'inspection des ulcères montre clairement qu'elle n'est dûe qu'à la plus ou moins grande putridité des sucs.

1. Quelquefois les puſtules ſont fort étendues, & de la largeur de la main. Elles ſont toutes couvertes d'excroiſſances fongueuſes & blafardes, & fourniſſent toutes une matière ſanieuſe, un peu épaiſſe. Cette eſpèce de pians eſt la plus bénigne & la plus facile à guérir : on l'appelle *gros pians*, ou *pians blancs*.

2. Il y a au contraire d'autres pians très-petits, & dont les chairs ne ſont ni ſi fongueuſes, ni ſi blafardes ; ils ſe terminent ordinairement en pointe ; la matière qui en découle eſt plus ténue & plus corroſive que dans l'eſpèce précédente, & ils ſortent en plus grand nombre : on les appelle *petits pians*. L'éruption de ceux-ci eſt plus laborieuſe que celle des gros pians, ſur-tout au commencement, leur guériſon plus longue & plus difficile, & les ſuites fâcheuſes que cette maladie laiſſe ſouvent après elle, plus ordinaires ici que dans la première eſpèce.

3. Enfin les pians de la troisième espèce sont moins gros que les *gros pians*, mais plus étendus que les *petits*. Leur forme est ordinairement ronde, assez relevée, & leur couleur plus approchante du rouge que du blanc; ce qui leur a fait donner le nom de *pians rouges*. Cette espèce est généralement reconnue pour la plus dangereuse de toutes. L'éruption en est très-lente & très-pénible, & presque toujours imparfaite; de sorte que lorsque les premières pustules commencent à sécher, d'autres reparoissent, & ainsi de suite pendant un temps quelquefois très-long. Aussi les pians rouges sont-ils plus lents à guérir, & les maladies qui leur succèdent, événement plus fréquent dans cette espèce que dans les autres, plus opiniâtres & plus dangereuses.

Outre les symptômes dont nous avons parlé jusqu'ici, il en est beaucoup d'autres qui accompagnent ou suivent le pian: on leur a donné le nom de *crabes*, *guignes*, *dartres*.

On distingue deux sortes de crabes. Ils ont tous le même siège, la plante des pieds, & quelquefois, mais bien plus rarement, la paume des mains. Les uns sont des érosions de la peau, assez ressemblantes aux traces que certains vers laissent sur le bois ; & les autres présentent des ulcères plus ou moins considérables, qui répandent une grande quantité de matière ichoreuse. Les premiers ont reçu le nom de *crabes secs*, & les derniers, de *crabes ulcérés*. Ceux-ci non-seulement empêchent de marcher ; mais encore ils causent des douleurs très-vives ; tandis que les *crabes secs* n'en produisent que peu ou point du tout (1).

---

(1) On regarde toujours ces ulcères comme produits par l'humeur morbifique, d'où le pian prend sa source ; mais je serois porté à croire qu'ils ne sont assez souvent qu'un accident particulier, indépendant de toute cause interne, & qu'alors ils dépendent de l'habitude où sont les nègres d'aller nu-pieds sur un sol brûlant. La

Il est arrivé quelquefois que ces ulcères ont précédé l'éruption du *pian*, qui s'est manifesté pendant qu'on travailloit

---

plante des pieds s'épaissit & se durcit; des corps tranchans ou piquans s'y introduisent jusqu'à une certaine profondeur, se cachent & laissent au dehors les *incisûres* ou crevasses, appelées crabes secs. Le poids du pianiste venant à faire pénétrer ces corps étrangers jusqu'aux parties sensibles, ils les irritent & déterminent des ulcères calleux, petits & profonds, qui excitent en marchant une douleur sourde, que les nègres dissimulent par la crainte de la douleur qui accompagne les moyens employés pour les guérir. Cependant ces ulcères négligés d'abord, s'accroissent & empirent au point, que non-seulement ils empêchent de marcher, mais encore qu'ils excitent durant le repos les douleurs les plus atroces. Ce qui détermineroit notre opinion à cet égard, c'est que les crabes attaquent indistinctement tous les nègres, sans épargner même ceux qui ont eu le pian, & qui en sont parfaitement guéris. Si quelquefois ces ulcères précèdent le pian, qui se déclare ensuite, pendant qu'on travaille à les guérir, c'est qu'alors, ou le pian se manifeste d'abord en cet enà les déterger & à les consolider, & qu'ensuite ces deux maladies ont disparu ensemble, ou bien le *pian* d'abord, & les *crabes* ensuite.

Les *guignes* sont des excroissances fongueuses qui s'élèvent en différens endroits de la plante des pieds, assez souvent au bout des doigts : quelquefois aussi, mais plus rarement, elles occupent les mains, avec la même diversité de siège. Ces excroissances sont rondes & d'un rouge vif, semblable à celui des *guignes*, ce qui leur en a fait donner le nom. Leur extrême sensibilité empêche les malades de marcher.

Les *dartres* qui précèdent quelquefois l'éruption du *pian*, sont de plusieurs espèces, & ne diffèrent presque point

---

droit, ce qui peut arriver par plusieurs causes, ou que se développant peu de temps après l'apparition des crabes, la matière des pians s'y jette, comme sur une partie irritée & foible; suivant en cela les loix générales de l'économie animale.

de celles qu'on voit en Europe. Lorſque la nature n'opère pas l'entière expulſion de l'humeur qui fait le pian ; ſoit qu'elle ait été troublée par des remèdes inconſidérés, par des écarts dans le régime, ou qu'elle ſoit impuiſſante, il ſurvient divers accidens, qu'on peut rapporter à deux genres, ſuivant le ſiège qu'ils occupent. Ou bien la matière morbifique attaque les tégumens, & alors paroiſſent des crabes, & les autres accidens dont nous avons parlé ; ou elle ſe jette ſur les parties ſituées profondément, & alors elle produit des accidens beaucoup plus funeſtes, même mortels pour la plupart des malades, mais dans un temps plus ou moins long : telles ſont des douleurs oſtéocopes nocturnes, des ulcères, des caries, des exoſtoſes, des engorgemens aux viſcères, des polypes conſidérables au cœur, la paralyſie, la rétraction des membres, &c.

Nous avons dit que le pian eſt contagieux, & l'expérience ne permet pas de le révoquer en doute : la pustule même appellée *mama-pian* ou *mère des pians* conserve assez de virulence pour être une source de contagion. C'est principalement par le coït que le pian se communique. Cette voie de propagation est en même temps une des plus fréquentes & des plus énergiques ; car non-seulement elle transmet l'infection du nègre au blanc ; mais encore elle imprime aux mulâtres qui naissent de ces unions le germe du pian, auquel ils sont sujets dans la suite par le vice de leur naissance & indépendamment de la contagion. L'alaitement est encore une voie de propagation : il n'est pas rare de voir passer le pian de la négresse nourrice à son nourrisson, né de parens Européens. Enfin le pian se communique par la médiation de très-petites mouches, appellées par cette raison, *mouches yaws*, dans la province de Surinam. Qu'un de ces insectes, après avoir sucé la plaie d'un pianiste, aille se reposer sur une solution de continuité quelconque d'une personne saine, soit Européen, soit Nègre, cela suffit ; elle inocule le venin dont ses pieds & sa trompe s'étoient chargés. C'est par ces diverses voies que les blancs indigènes d'Amérique, qui n'y sont pas plus sujets que nous par leur constitution, reçoivent cette fâcheuse maladie.

Quant à l'origine & aux causes du pian, on a cru les appercevoir dans la nature des substances dont les nègres se nourrissent, qu'on croit très-propres à former un chyle épais & tenace. Cette conjecture pourroit tirer quelque vraisemblance de la comparaison de la nourriture des nègres dans la partie méridionale de l'Amérique, avec celle des nègres de la partie septentrionale, appellée Nouvelle Angleterre. Dans la première, on conserve aux nègres les alimens grossiers dont ils se nourrissoient en Afrique, tandis que dans la Nouvelle Angleterre ils sont nourris à la manière des Européens; & l'on ſait que le pian eſt très-commun dans le midi de l'Amérique, & très-rare dans le nord, où même il a ſemblé juſqu'ici ne pas ſe tranſmettre de l'étranger à l'indigène. C'eſt ſans doute par la même raiſon que le pian attaque rarement les nègres tranſportés jeunes en Europe.... Les conjectures dans la Pathologie ſont rarement juſtes, parce que nous ne connoiſſons jamais peut-être toutes les données ſur leſquelles ces conjectures devroient être aſſiſes. Ici, par exemple, la nourriture groſſière étant donnée comme cauſe du pian, que répondre à celui qui demanderoit : pourquoi le nègre uſant des mêmes alimens depuis ſon enfance juſqu'à la vieilleſſe la plus avancée, n'eſt qu'une ſeule fois ſujet au pian ? Comment une cauſe toujours préſente ne déploie-t-elle ſon énergie qu'une ſeule fois dans la plus longue vie ? car c'eſt ce qui arrive ici : il eſt plus rare encore de voir un homme avoir deux fois le pian, qu'il ne l'eſt de voir la même personne éprouver deux fois la petite-vérole.

L'idée la plus répandue sur la nature du pian, c'est qu'il n'est qu'un symptôme de vérole, ou au moins, qu'il tire sa source du virus vérolique compliqué de scorbut (1). Le coït, dont on connoît l'aptitude à propager le pian, & la ressemblance des accidens de cette maladie avec ceux de la vérole invétérée, ont pu donner naissance à cette opinion, qui s'est établie ensuite sur une base d'autant plus solide en apparence, qu'on a vu le pian se calmer par l'usage des anti-vénériens, & céder même entièrement au prétendu spécifique de la vérole.

Cependant si l'on considère la diffé-

(1) Sydenham, trompé par les relations inexactes de ses compatriotes, crut que la vérole & le jaws (pian) étoient la même maladie, un peu diversifiée par l'influence des climats. Le respect qu'inspirent les écrits de ce grand homme, a fait adopter jusqu'à ses erreurs. *Epist. Responsoria secunda.*

rence qui exiſte entre la marche & la curation du pian, & la marche & la curation de la vérole, on ſe convaincra ſans peine, d'un côté, que le pian n'eſt pas la vérole, & de l'autre, que le premier ne doit pas ſes phénomènes caractériſtiques à la complication de la vérole & du ſcorbut.

D'abord il eſt conſtant qu'on peut, ſur-tout dans le principe, empêcher les progrès de la vérole & du ſcorbut, &, pour ainſi dire, en couper la racine. Il n'en eſt pas de même du pian : on entreprendroit en vain de le guérir avant qu'il exiſte tout entier, s'il eſt permis de s'exprimer ainſi, avant ſon entier développement, enfin avant qu'il ait parcouru les périodes de l'éruption & de la maturation. Ce n'eſt même qu'au détriment du pianiſte qu'on feroit cette tentative, ainſi que toutes celles qui tendroient à rapprocher ou abréger par des médicamens, les périodes que cette maladie a coutume de parcourir. De plus, il eſt évident que le pian eſt de la claſſe des maladies où tous les efforts de la nature tendent à l'expulſion de la matière morbifique, à la dépuration de la maſſe des humeurs, & par conſéquent à la guériſon, qu'il n'eſt pas extraordinaire de lui voir conſommer, ſans que l'art vienne à ſon ſecours. Rien de tel ne s'obſerve ni dans la vérole, ni dans le ſcorbut. Les enfans encore à la mamelle fourniſſent un exemple bien frappant de ces guériſons ſpontanées: quoiqu'ils ſoient quelquefois, ſur-tout dans l'état de la maladie, ſi défigurés par ſes ravages, qu'on auroit de la peine à les reconnoître pour des créatures humaines, la nature ne manque jamais de les rétablir entièrement, pourvu qu'on ait ſoin de les garantir des injures de l'air. Si quelquefois il leur en coûte le nez, les lèvres, les oreilles, les parties de la génération, une portion des ravages doit être attribuée à la pareſſe & à l'indifférence des mères qui les laiſſent croupir dans la malpropreté, n'eſtimant pas aſſez leur propre vie, pour être fort curieuſes de la conſerver à leurs enfans; & le reſte, au mauvais traitement ſecondé par l'influence du climat d'Amérique, qu'on ſait apporter ſouvent un caractère de malignité aux ulcères les plus benins. Enfin, les périodes marquées du pian, ſa marche régulière, la fréquence & la facilité des guériſons ſpontanées & la certitude qu'on ne l'a qu'une fois, ſuffiroient ſeules pour convaincre un homme inſtruit & libre de préjugés, que cette maladie diffère eſſentiellement de la vérole & du ſcorbut.

Nous venons de dire que ce ſeroit inutilement & même au préjudice des malades, qu'on tenteroit de combattre le pian avant qu'il ait parcouru les périodes de l'éruption & de la maturation; & en cela nous avons parlé le langage de l'expérience. Mille épreuves infructueuſes n'ont que trop prouvé que tous les remèdes employés avant le déclin de la maladie sont plus nuisibles qu'utiles ; & que s'ils montrent quelqu'efficacité, même dans le déclin, ce n'est qu'autant qu'ils sont propres à corriger l'acrimonie de l'humeur morbifique, comme à dissiper les restes de virus échappés à l'éruption.

Pour prouver ce que nous avançons, & répandre en même temps quelque lumière sur la route qu'il faut suivre dans le traitement du pian, parcourons les divers moyens employés à le combattre, pesons les effets qu'ils ont produits ; mais avant que d'entrer dans ces détails, disons encore deux mots du prognostic du pian.

D'abord, il nous paroît inutile de dire que le prognostic varie selon l'espèce de pian dont le malade est attaqué. Ce que nous en avons dit plus haut ne permet pas de prendre le change à cet égard ; mais ce qui peut induire en erreur ici ceux que l'expérience n'a pas familiarisés avec les pianistes, c'est qu'en général dans les autres maladies un ou plusieurs symptômes graves sont d'un mauvais présage ; tandis qu'au contraire dans le pian, c'est précisément cette même circonstance qui fait espérer une éruption entière. Alors, après que les premières pustules sont sorties, la violence des symptômes diminue, & si l'art contribue à la guérison, ce n'est qu'en prescrivant un régime convenable. Si au contraire la maladie se déclare d'une manière calme & paisible, s'il ne paroît d'abord que quelques pustules éparses çà & là, c'est presque toujours un mauvais signe : constamment la maladie est plus longue & plus cruelle, quelquefois même elle devient si maligne, qu'elle résiste à toute sorte de secours. Aussi les bons praticiens ont-ils appris à se défier d'un calme trompeur, & songent-ils dès le commencement à donner à la machine l'énergie qui lui manque, en faisant concourir à ce but le régime & les médicamens.

C'eſt proprement ici l'unique circonſtance où l'art doive intervenir dans le traitement du pian. La longueur & l'opiniâtreté de cette maladie ont donné lieu à bien des tentatives, dont l'objet étoit de la détruire dans ſon principe, ou au moins d'en abréger les périodes. Mais par malheur l'idée préconçue, & l'on a vu ſur quel fondement, *que le pian n'eſt qu'un ſymptôme de vérole*, a concentré ces tentatives dans l'emploi des diverſes préparations de mercure, & par-là les a rendues infructueuſes. L'uſage des mercuriaux s'eſt montré conſtamment nuiſible & quelquefois funeſte à la plupart des pianiſtes. Il n'eſt pas rare de voir ces remèdes diſſiper en peu de temps les puſtules; mais après avoir ſéduit les praticiens par l'eſpoir trompeur d'une guériſon non moins parfaite que prompte, ces moyens inſidieux ne manquent guère de conduire les malades au tombeau, à travers les ſymptômes les plus affreux & les tourmens les plus cruels : tels que des ulcères également douloureux & opiniâtres, des exostoses énormes, des caries profondes, &c.

Il semble que les premières notions de la Pathologie auroient dû faire prévoir les funestes effets du mercure, & conduire d'abord les praticiens à une vérité à laquelle ils ne sont enfin arrivés qu'à travers mille morts. En effet, on ne peut douter que l'éruption des pustules ne soit une opération utile de la nature, qui tend à séparer de la masse des humeurs une matière viciée, qui troubloit ses fonctions; en un mot, tout dit à l'homme éclairé que cet effort de la nature est une véritable crise. Il est encore certain que l'émonctoire de la peau, que la nature choisit ici, est le plus propre, & peut-être le seul destiné à livrer passage aux matières morbifiques, dont l'acrimonie forme le principal caractère. Que peut-on donc attendre du mercure administré dans ces circonstances? Sans doute qu'il chasse l'humeur par les glandes ſalivaires ou par les inteſtins ? Mais alors ne doit-on pas appréhender que l'humeur incertaine entre l'effort naturel qui la porte à la peau & l'action du mercure qui tend à la retenir ou à la rappeller au dedans, ne ſe fixe ſur les parties internes, & n'y produiſe les accidens mortels dont nous parlions il n'y a qu'un inſtant ?

Cette crainte eſt d'autant mieux fondée, que rarement on contrarie impunément la ſage maxime : *quæ ducere oportet, eò ducenda quò maximè vergunt, per loca convenientiora*. En effet, les glandes vers leſquelles on tâche de chaſſer l'humeur viciée, n'étant point deſtinées à l'excrétion des matières âcres, livreront difficilement paſſage à celle du pian, & les efforts redoublés de la nature & de l'art n'aboutiront qu'à ruiner en pure perte les forces du malade ; inconvénient très-grave, fût-il le ſeul, & qui devient la cauſe de pluſieurs autres, dont le Pathologiſte voit aiſément la filiation.

Après ce que nous venons de dire des mauvais effets du mercure, comment concevoir qu'on ne l'ait pas entièrement banni du traitement du pian ? Il eſt arrivé ici ce qui n'arrive que trop ordinairement en médecine : quelques hommes de mérite ont bien obſervé ; le commun a mal vu. Ces derniers ne diſtinguant pas toujours le pian de la vérole, & ayant guéri cette dernière tandis qu'ils croyoient traiter le pian, ſont reſtés perſuadés de l'efficacité du mercure dans ce dernier cas. D'autres, conſidérant l'utilité de ce minéral contre certaines ſuites que le pian laiſſe aſſez ſouvent après lui, ont cru qu'il devoit être également utile contre le pian lui-même. Il eſt enfin dans les Colonies, comme partout ailleurs, des hommes aveuglés par le préjugé, qui, conſidérant d'un côté le pian comme une eſpèce de vérole, & de l'autre, enviſageant le mercure, moins comme un des meilleurs remèdes antivénériens, que comme le ſpécifique,

même

même exclusif, de la vérole (1), n'ont pu se persuader que les guérisons multipliées qu'ils avoient sous les yeux, uniquement dues à la nature, fussent sûres & à l'abri de la rechute, & sont restés, en dépit de l'expérience qui venoit les désabuser, dans leur funeste aveuglement. Il falloit pourtant se rendre compte des mauvais effets du mercure dans le pian, effets trop répétés pour qu'on pût les révoquer en doute. Quel parti prendre ? On ne vouloit pas en accuser le mercure ; on les mit sur le compte de sa mauvaise administration. Enfin, comme par-tout le grand nombre fait la loi, il s'est établi une pratique générale, qui consiste à donner du mercure, mais seulement après l'entière & parfaite éruption des pustules, c'est-à-dire, après qu'il n'en paroît plus de

(1) Voyez à la page 102 l'ouvrage indiqué ci-après, page 67, note *k*. Voyez aussi Freind, Hist. de la Médecine, part. I, page 41.

nouvelles & que celles qui exiſtent n'augmentent plus. Mais ſi l'on ſe rappelle nos obſervations ſur la première période de cette maladie, on conviendra qu'ici le mercure eſt inutile ou nuiſible : inutile, ſi la dépuration des humeurs eſt achevée ; nuiſible, ſi elle ne l'eſt pas.

Quelle ſera donc la conduite du Praticien pendant les premiers temps du pian ? Il ſemble qu'on peut recueillir de l'obſervation & des préceptes généraux de l'art de guérir, que dans cette maladie, comme dans toutes celles dont le cours régulier conduit à la préparation & à l'expulſion de la matière morbifique, l'homme ſage n'a d'autre miſſion à remplir, que d'obſerver curieuſement tous les mouvemens & tous les efforts de la nature, d'épier ſa marche, de la ramener à celle que l'expérience a fait connoître pour la plus régulière, s'il lui arrive de s'en écarter, & d'eſtimer ſes forces, pour les entretenir dans une juſte proportion avec les obſtacles qu'elle doit vaincre. Si les forces de la nature sont suffisantes, en voulant l'aider il la contrarieroit, & nuiroit à ses opérations : si elles sont trop foibles, qu'il la relève, qu'il l'appuie, & qu'il lui assure la supériorité sur l'ennemi avec lequel elle est aux prises.

La première indication consiste donc à favoriser l'expulsion de la matière morbifique, par l'émonctoire de la peau. Aussi la décoction légère des bois sudorifiques a-t-elle produit constamment de bons effets, administrée en petite quantité. On croit avoir remarqué que bue en abondance elle devient nuisible, surtout si des temps pluvieux apportent dans l'atmosphère les dispositions contraires à la transpiration, & suppriment en même temps l'une des causes qui pourroient la favoriser, l'exercice ou le travail. L'humidité, en diminuant la transpiration cutanée, affoiblit la tendance des boissons sudorifiques vers la peau ; elles portent leur action sur les voies urinaires, ce qui eſt contraire à la marche ordinaire de la nature dans les guériſons qu'elle opère toute ſeule, & par conſéquent au but qu'on doit ſe propoſer lorſqu'elle ne ſe ſuffit point. On voit par cette circonſtance combien la prudence eſt néceſſaire dans le traitement du pian, & combien il faut de ſagacité pour déduire avec la préciſion requiſe, de l'âge, du ſexe, du tempérament, des forces & des autres conditions ſi variables, quand & juſqu'à quel point il faut uſer des ſudorifiques, pour aider les efforts ſalutaires de la nature, ou au moins ne la pas croiſer dans ſa marche. Malheureuſement ce n'eſt pas une entrepriſe aiſée que de faire avec juſteſſe cette appréciation de forces; & cependant la nature ne ſe laſſe point de montrer qu'il lui faut pour agir utilement une certaine meſure d'activité, en-deçà ou en-delà de laquelle elle s'éloigne plus ou moins de ſon but, le dépaſſe ou n'y arrive point. Si le mouvement eſt trop grand, il trouble la préparation de la matière morbifique, corrompt les humeurs saines & renverse toutes les fonctions : s'il est trop petit, la maturation ne se fait point, la matière viciée ne se sépare pas des autres humeurs, & tout le corps reste imbibé de cette humeur acrimonieuse, qui le corrode & le détruit. C'est ainsi que dans l'incubation, s'il est permis de comparer deux opérations moins dissemblables peut-être qu'elles ne le paroîtront au premier coup d'œil, une chaleur trop forte ou trop foible corrompt l'œuf & dissout jusqu'au germe du poulet, qu'une chaleur également éloignée de ces deux extrêmes auroit animé & fait éclore.

Parmi le très-grand nombre de remèdes du pian, on a sur-tout distingué par leurs bons effets les sels neutres, les sels sulfureux volatils, les essences alexipharmaques, &c. Il est aussi un remède familier & presque domestique, d'un usage très-fréquent dans nos colonies, c'eſt un mélange de dix grains de fleurs de ſoufre & de vingt grains de thériaque, qu'on fait prendre le ſoir, tandis que le reſte du jour eſt occupé par une boiſſon modérée de la décoction de quelque bois ſudorifique. Mais, nous l'avons déja dit, on a obſervé que tous ces moyens propres à porter à la peau, étoient plus nuiſibles qu'utiles, lorſque les humeurs lymphatiques n'étoient pas aſſez délayées & atténuées, ni par conſéquent diſpoſées à traverſer l'émonctoire qu'ils affectent. Dans ce dernier cas, les réſolutifs & les apéritifs végétaux ſont préférables, & parmi ceux-ci, les racines de polypode & de ménianthe; avec cette condition eſſentielle, qu'ils ſoient donnés en décoction dans beaucoup d'eau. Après avoir ainſi préparé la matière viciée à l'évacuation pendant une ou pluſieurs ſemaines, on paſſe aux ſudorifiques, qui déploient alors leur énergie & leur efficacité.

Ce ne ſont pas là les ſeuls objets qui

doivent fixer l'attention du Praticien. Plusieurs causes peuvent retarder ou arrêter les progrès de l'éruption. Il doit les démêler & les combattre : telles sont la foiblesse du malade, le défaut d'exercice, l'air humide, les alimens âcres ou de difficile digestion, &c. Le régime mérite sur-tout une grande considération : plus il opère puissamment dans la guérison du pian lorsqu'il est bien ordonné, moins il laisse d'espoir, principalement pour les adultes, lorsqu'il l'est mal. On doit interdire aux nègres les salaisons, le poisson, & les viandes en général, pour lesquels leur goût est si fort, qu'il faut quelquefois employer la violence pour les empêcher de s'y livrer. Les farineux, tels que le riz, le sarrazin, les panades faites avec le pain de racine de cassave amère, sont les alimens qu'on doit préférer. On a observé que l'orge occasionne des diarrhées aux nègres. Quant aux blancs, on peut leur permettre indistinctement le riz, l'orge, le millet, l'avoine, les légumineux, le lait, & même le bouillon de viandes, avec lequel leur genre de vie les a familiarisés. L'humanité veut qu'on diminue la tâche du pianiste nègre; mais le desir de sa conservation ne permet pas de le livrer à une entière oisiveté. Dans les temps pluvieux même, dont on connoît tous les funestes effets, il faut tâcher de concilier l'exercice ou le travail, avec le soin plus important encore de les garantir de l'humidité.

Enfin, la dépuration étant achevée, les accidens diminuent. On doit donc dans cette période de la maladie, s'occuper à favoriser l'éruption & la maturation des boutons, & travailler en même temps à corriger l'acrimonie de l'humeur qui les produit. Cette dernière attention est d'autant plus importante, que c'est l'acrimonie qui convertit les pustules en ulcères phagédéniques, qui forme ces *mama-pians* énormes qui rongent tout ce qui les environne, & qui mutilent quelquefois d'une manière horrible les maheureux qui les portent. Dans cette vue, on emploie utilement à l'extérieur certaines préparations mercurielles, qu'on croit douées de la propriété de déterger & dedessécher les ulcères. Les Européens donnent ici la préférence sur les autres topiques mercuriels, à l'onguent fait avec le mercure & la térébenthine, auxquels on ajoute quelquefois du précipité rouge & du basilicum ; mais les nègres semblent préférer certaines plantes, & sur-tout un liniment de leur composition, fait avec des scories de fer réduites en poudre, & détrempées dans du suc de limons. On a vu ce liniment, ou ce sel martial, guérir assez facilement les ulcères les plus malins.

Un accident très-commun aux pianistes dans les temps pluvieux, c'est l'apparition d'une tumeur qui semble leucophlegmatique, située en divers endroits, mais assez ordinairement à la tête, où elle n'imite pas mal l'hydrocéphale. La cause la plus apparente de cette tuméfaction singulière paroît être la diminution de la transpiration, occasionnée tant par l'humidité elle-même, que par le froid qui l'accompagne. Les nègres ont été conduits par l'expérience à une pratique très-salutaire, qui semble supposer cette cause : ils allument du feu dans leurs habitations à l'heure où ils se couchent ; précaution d'autant plus utile, que, quoique les jours soient très-chauds dans nos isles, le temps se refroidit la nuit, sur-tout lorsqu'il est pluvieux. Il faut donc, pour prévenir cet accident, garantir les malades du froid ; & s'il a déja paru, les renfermer plus soigneusement dans un lieu chaud, & procurer la résolution de la matière qui forme la tumeur, en la couvrant de fomentations résolutives chaudes, où entrent pour l'ordinaire les roses rouges, la farine de seigle ou de fèves, les semences de fenouil & de cumin, animées d'un peu de camphre. On se sert dans la même vue & avec un ſuccès égal, de fumigations faites avec les baies de genièvre, le benjoin, le maſtic, l'oliban, &c. jettés ſur les charbons ardens. Enfin, pour aider la pénétration de ces remèdes, il a paru très-utile de vider les inteſtins par des purgatifs minoratifs, ou par des clyſtères.

Telle eſt la marche combinée de la nature & de l'art, juſqu'au temps du deſſéchement des puſtules. La nature n'abandonne pas ici le pianiſte, & communément elle achève la guériſon. Mais cette guériſon n'eſt pas toujours parfaite; trop fréquemment des ſymptômes graves rendent les ſecours de l'art néceſſaires, & heureuſement ces ſymptômes ne lui réſiſtent point. C'eſt à cette époque, & nous l'avons déja dit, qu'on adminiſtre les mercuriaux, en commençant par les plus foibles, préférant à tous autres ceux qui portent à la peau, & finiſſant par ceux qui excitent la ſalivation. On ſe propoſe dans l'adminiſtration de ces remèdes, d'atténuer & de chasser au dehors la matière morbifique qui se feroit dérobée aux recherches & aux efforts de la nature. Si telle est l'intention générale des praticiens, pourquoi recourir aux préparations de mercure? Les diaphorétiques proprement dits, les soufres dorés d'antimoine, dont on connoît d'ailleurs l'efficacité contre les affections cutanées, ne méritoient-ils pas la préférence, au jugement de l'expérience, comme aux yeux de la raison? Ce qui semble propre à fortifier cette conjecture, c'est l'efficacité marqué des diaphorétiques dans les récidives. Quelques praticiens prétendent que le pian reparoît quelquefois après plusieurs années d'une guérison parfaite en apparence, mais trompeuse. Il se réveille quelquefois après un long assoupissement, comme si des foyers particuliers de matière morbifique, agités par une cause quelconque, tentoient de nouvelles éruptions à la peau. La pratique ordinaire combat avec succès ces restes de maladie, ou si l'on veut ces rechûtes, par les diaphorétiques, dont on facilite l'action, en nettoyant les intestins par des purgatifs. Lorsque la nature est forte & que rien ne la trouble, elle se suffit dans la derniere période comme dans les précédentes. Les nègres ne l'ignorent point; & s'ils se baignent alors dans la mer, c'est moins pour hâter la guérison que pour satisfaire leur goût, qu'ils ont été forcés de contrarier pendant le temps de l'éruption & de la maturation.

Concluons de tout ce qui précède, que lorsque la nature suit sa marche ordinaire, dans les corps bien constitués, elle suffit seule à la guérison du pian; qu'en général il exige peu de remèdes; enfin que le préjugé de l'utilité du mercure administré sans indications particulières & dans tous les temps de la maladie, est absolument faux & contraire à l'expérience.

La durée du mama-pian peut inspirer des doutes sur l'entière dépuration des humeurs, mais l'opiniâtreté de cet ulcère n'est qu'un signe très-incertain de la présence du virus qui l'a causé ; souvent il est purement local. Lorsque le mama-pian est symptomatique & dépendant d'un reste de virus caché, on le reconnoît aisément aux accidens qui l'accompagnent, parmi lesquels il n'en est point de plus caractéristique ni de plus redoutable que les douleurs ostéocopes nocturnes. C'est contre ces accidens tardifs, & notamment contre les douleurs que la nuit produit ou rend plus vives, que le mercure doux, donné à deux ou trois grains par jour, dans la thériaque, aidé de quelques verres de tisane des bois sudorifiques, déploie son efficacité. Après avoir insisté dans l'usage de ces médicamens jusqu'à la cessation des accidens, on peut impunément cicatriser le mama-pian. Les nègres le pansent avec un topique, qu'on peut employer après eux ; mais les gens de l'art croient arriver plus sûrement au but en ſe ſervant de l'onguent mercuriel mentionné plus haut, ou d'autres légers eſcharotiques.

Nous remarquerons ici deux choſes importantes pour les Colons : la première, que le pian ne laiſſe pas après lui des traces de ſon paſſage, lorſque ſa marche a été régulière & ſa guériſon complette : la ſeconde, que les veſtiges des ulcères malins des pianiſtes, toujours très-ſenſibles, n'ont rien qui conſtate leur cauſe, & qui puiſſe les faire diſcerner des cicatrices réſultantes de tous autres ulcères, portés au même degré de malignité ; & par conſéquent, que les Chirurgiens d'Amérique qui ſe vantent de connoître, ſi les nègres ont eu ou n'ont point eu le pian, ſont dans l'erreur, & la font partager à ceux qui s'en rapportent à leurs lumières.

Le jugement qu'on a porté du mama-pian, conſidéré dans le rapport qu'il peut avoir avec le virus, doit s'appliquer aux autres accidens du pian, crabes, guignes, dartres, &c. lorſqu'ils perſiſtent après le deſſéchement des puſtules. Leur réſiſtance n'annonce pas la préſence du virus ; mais leur apparition après l'époque du deſſéchement décèle des reſtes cachés, qu'il faut combattre comme on a combattu les douleurs oſtéocopes. Les crabes ſeuls méritent un traitement particulier. On amollit la peau, ou plutôt la corne des pieds, en les immergeant dans un bain émollient ; on les entrecoupe de profondes ſcarifications ; enfin on les panſe avec des eſcharotiques, tels que le vitriol blanc & le précipité rouge, à des proportions convenables, incorporés dans quelque onguent digeſtif. L'expérience a banni de ces panſemens le ſublimé corroſif, le verd-de-gris, l'arſenic ; & ce n'eſt pas ſans de bons motifs, puiſqu'on les a vus exciter des douleurs atroces, des convulſions, cauſer même la mort, quelquefois prompte, & d'autres fois ſéparée de ſa cauſe première & éloignée par la fièvre lente &

le maraſme qui en eſt la ſuite & l'effet.

Les guignes, très-reſſemblantes par leur forme extérieure aux puſtules ordinaires du pian, guériſſent communément avec ces dernières quand elles les accompagnent, ou ne réſiſtent point au traitement interne dont on vient de parler, lorſqu'elles ſont ſurvenues après le deſſéchement. En cas d'opiniâtreté, le panſement indiqué pour le mama-pian en vient facilement à bout.

Il en eſt de même des dartres : ſi le traitement interne ne les diſſipe point, elles ne réſiſtent pas à l'application de certaines plantes du pays, des pommades deſſicatives connues, ou enfin des cauſtiques (1).

Il nous reſteroit à parler de ces accidens terribles qu'on voit ſi ſouvent ac-

---

(1) Méthode fort ancienne, depuis longtemps oubliée dans les livres, mais jamais proſcrite, rappelée avec éloge dans l'*Hiſtoire de la Chirurgie*, tom. II, Paris, 1780, in-4°, par M. Peyrilhe.

compagner ou ſuivre le pian : les douleurs oſtéocopes nocturnes, les ulcères phagédéniques, les exoſtoſes, les caries, les paralyſies, les polypes au cœur, &c; mais ces accidens ont leur pathologie & leur thérapeutique particulière, & demanderoient eux ſeuls un volume pour être traités avec l'étendue & l'exactitude qu'ils exigeroient. Qu'il nous ſuffiſe donc d'obſerver ici qu'on les a quelquefois combattus avec ſuccès par les préparations mercurielles ; effet d'autant plus remarquable, qu'on a vu les mercuriaux faire naître ces accidens atroces, lorſqu'on a eu l'imprudence de les adminiſtrer pendant que la maladie parcourt ſes différentes périodes. Cependant il n'eſt pas rare de voir arriver ici ce qu'on voit très-fréquemment dans les véroles dégénérées au point de produire les mêmes déſordres, nous voulons dire, de n'obtenir aucun ſuccès des mercuriaux les plus puiſſans, non plus que des autres anti-vénériens les plus accrédités. Cette diverſité d'événemens dans des ſituations dont l'œil le plus exercé n'apperçoit pas les différences, a ſans doute de quoi ſurprendre; mais il ne paroît pas impoſſible de ſe rendre compte à ſoi-même de cette apparente contrariété, & peut-être en avons-nous nous-même facilité les moyens, en examinant les principaux phénomènes & les divers réſultats des *dégénérations ſpontanées de la vérole* (*k*). L'induction eſt ici d'autant plus

(*k*) Remède nouveau contre les maladies vénériennes, ou Eſſai ſur la vertu anti-vénérienne des alkalis volatils, par M. Peyrilhe.

En renvoyant à cet Ouvrage, je ne puis me refuſer la ſatisfaction d'annoncer, que les bons effets de l'alkali volatil concret, aujourd'hui ſi multipliés & ſi connus, n'ont pas été moins marqués en Amérique qu'en Europe. J'ai dans mes mains divers témoignages de ſes ſuccès dans nos Colonies. Pluſieurs obſervations conſtatent auſſi qu'il a ſouvent réparé d'une manière avantageuſe les ravages du virus pianiſte, ſi communs & ſi redoutables, lorſqu'ils ſuccédent à des traitemens inefficaces; ſoit que ces traitemens aient été mal ſuivis par le malade, ou mal ordonnés par le Chirurgien.

naturelle & plus sûre, que les accidens dont il est question n'offrent point de signe certain de leur origine, & que ce n'est que par l'histoire de la maladie qui les a précédés qu'on peut les rapporter avec certitude au pian ou à la vérole.

FIN.

Ouvrages de M. PEYRILHE, qui se trouvent chez le même Libraire.

Dissertatio Academica de Cancro. Parisiis, 1774, in-12, br. 1 l. 10 s.

Dissertation Académique sur le Cancer. Paris, 1776, in-12, br. 1 l. 10 s.

Remède nouveau contre les Maladies Vénériennes, tiré du règne animal, ou Essai sur la vertu anti-vénérien des alkalis volatils. Paris, 1774, in-12, br. 2 l.

Histoire de la Chirurgie, depuis son origine jusques à nos jours. Paris, Imprimerie Royale, 1774 & 1780, 2 vol. in 4°. 28 l.

La suite ne tardera pas à paroître.

www.ingramcontent.com/pod-product-compliance
Ingram Content Group UK Ltd.
Pitfield, Milton Keynes, MK11 3LW, UK
UKHW020415230726
13925UKWH00004B/1435

9 782014 062120